DE LA
DACRYOCYSTITE CHRONIQUE
ET DE SON TRAITEMENT

PAR

LE DOCTEUR H. CRESTIEN
DE LA FACULTÉ DE PARIS
ANCIEN AIDE DE CLINIQUE
A LA CLINIQUE OPHTHALMOLOGIQUE NATIONALE DES QUINZE-VINGTS

PARIS
IMPRIMERIE TROUBLE
7 bis, BOULEVARD DE VAUGIRARD, 7 bis
1897

DE LA

DACRYOCYSTITE CHRONIQUE

ET DE SON TRAITEMENT

PAR

Le Docteur H. CRESTIEN

DE LA FACULTÉ DE PARIS
ANCIEN AIDE DE CLINIQUE
A LA CLINIQUE OPHTHALMOLOGIQUE NATIONALE DES QUINZE-VINGTS

PARIS

IMPRIMERIE TROUBLÉ

7 *bis*, BOULEVARD DE VAUGIRARD, 7 *bis*

1894

A LA MÉMOIRE DE MON PÈRE

A LA MÉMOIRE DE MA MÈRE

A LA MÉMOIRE DE MES SŒURS

———

A MON FRÈRE

A MON ONCLE

DE LA

DACRYOCYSTITE CHRONIQUE

ET DE SON TRAITEMENT

INTRODUCTION

La dacryocystite chronique est comme la tuberculose une de ces maladies sur lesquelles on a beaucoup écrit, beaucoup discuté, et sur lesquelles il reste toujours quelque chose à dire, le sujet n'étant jamais complètement épuisé. Son traitement a aussi donné lieu, et donne encore lieu, à de vives controverses.

Aussi, avons-nous cru qu'il ne serait pas sans intérêt de reprendre l'étude de cette affection, et d'en faire l'objet de notre thèse.

Nous avons divisé notre travail en deux parties. Dans la première, consacrée à la description de la maladie, nous avons surtout insisté sur la partie anatomique que nous avons eu particulièrement occasion d'étudier au point de vue macroscopique et histologique à la clinique des Quinze-Vingts, où nous avons, pendant un an, exercé les fonctions d'aide de clinique.

La deuxième partie, destinée à la thérapeutique, a été subdivisée en deux chapitres. Le premier est une revue *critique* des diverses méthodes de traitement préconisées contre la dacryocystite. Nous nous sommes bien gardé de les décrire toutes. La liste en est si longue qu'il faudrait un volume pour les contenir. Nous nous sommes borné aux principales et à celles qui sont employées à l'heure actuelle, les seules d'ailleurs, qui offrent un intérêt pratique.

Dans le deuxième chapitre, nous décrivons en détail le procédé qu'emploie M. le Dr Kalt dans son service des Quinze-Vingts. Il consiste dans l'excision de la paroi antérieure du sac lacrymal dilaté. La supériorité que nous a paru présenter ce mode de traitement sur divers autres que nous avons vu essayer, nous engage à le faire connaître et à le conseiller.

Puis viennent nos observations avec les réflexions qu'elles nous ont suggérées.

Mais, avant d'aborder notre sujet, nous avons un devoir à accomplir : celui de remercier tous nos maîtres.

Notre première pensée est pour M. le Doyen de la Faculté, M. le professeur Brouardel, qui nous a rendu, dans une circonstance douloureuse de la vie, un de ces services qu'un homme n'a pas le droit d'oublier. Nous tenons à le remercier encore une fois de tout ce qu'il a daigné faire pour nous, et nous le prions de vouloir bien agréer l'expression de nos sentiments de profonde et éternelle reconnaissance.

Que M. le professeur Letulle, dans le service duquel nous avons passé deux années et qui a bien voulu nous honorer de son amitié ; que M. le docteur Legendre, qui nous a initié à la clinique infantile, veuillent croire à toute notre gratitude.

Nous ne saurions trop remercier M. le Dr Kalt des précieux conseils qu'il nous a donnés avec tant d'amabilité et qui nous ont singulièrement facilité notre tâche. Nous avons été son élève pendant un an. Il nous a fait aimer l'ophthalmologie et a été pour nous un maître toujours obligeant. C'est à regret que nous avons dû nous séparer de lui.

Nous adressons à M. le Dr Ogier, chef du laboratoire de toxicologie, notre chef actuel, l'expression la plus sincère de notre respectueux dévouement.

Enfin, nous serrons la main à tous nos amis.

PREMIERE PARTIE

DE LA DACRYOCYSTITE CHRONIQUE

On a donné le nom de dacryocystite chronique à l'inflammation catarrhale du conduit lacrymo-nasal.

C'est cette affection, encore appelée catarrhe ou blennorrhée du sac, que nous voulons étudier ici, au triple point de vue clinique, anatomique et thérapeutique.

HISTORIQUE

L'histoire de la dacryocystite chronique peut être divisée en deux grandes périodes : l'ancienne, qui va de l'antiquité jusqu'à Anel ; la moderne, de ce dernier à nos jours.

Les anciens qui ignoraient l'existence des voies d'excrétion des larmes, connaissaient cependant bien la tumeur lacrymale. Ils la considéraient comme une maladie du grand angle de l'œil et la rattachaient généralement à une altération de l'unguis. Suivant qu'elle était ou non compliquée de fistule, ils la désignaient sous le nom d'*œgilops* ou d'*anchilops*. S'il se formait du pus, ils y voyaient un abcès : l'*apostème* ou bien un kyste : le *méliceris*. Il est même intéressant de remarquer, avec M. le professeur Panas, qu'en dépit de leurs erreurs sur l'origine, le siège et la nature de l'affection, ils ne laissaient pas cependant de lui opposer un traitement véritablement efficace : la cautérisation par le fer rouge, méthode préconisée pour la première fois par Celse, et à laquelle tendent à revenir aujourd'hui un grand nombre d'ophthalmologistes. Ils avaient aussi assez souvent recours aux caustiques *potentiels* (préparations de cuivre); quelquefois, mais assez rarement, au plomb fondu.

La période moderne a succédé à la découverte des voies lacrymales par André Vesale et Fallope. Elle commence avec Anel qui, pour la première fois en 1713, pratiqua à Gênes, le cathétérisme du conduit lacrymonasal. Mais c'est Maîtrejean qui, vers l'année 1717, conçut le premier une idée très précise de la maladie. Il considéra la tumeur lacrymale comme le résultat d'un obstacle siégeant sur le trajet des voies d'excrétion et gênant le cours des larmes. Cette théorie, toute mécanique, compta après lui, de chaleureux défenseurs, et depuis cette époque, malgré le rôle qu'on devait plus tard faire jouer à l'inflammation dans la pathogénie de la dacryocystite chronique, elle n'a jamais été complètement abandonnée. De 1734 à 1744, J.-L. Petit consacra à l'étude de cette affection de nombreux et importants travaux, et soutint la même idée d'obstruction. Dès lors, tous les procédés de traitement employés par les chirurgiens contre la dacryocystite, en France du moins, n'eurent d'autre but que de rétablir la perméabilité des voies d'excrétion.

Vers l'année 1801, le célèbre chirurgien de Pavie, Scarpa, inaugura une révolution. Pour lui, pas de rétrécissement du canal, pas de sécrétion de la muqueuse du sac. Les produits morbides qui s'y accumulent, viennent de la conjonctive enflammée, et ont été aspirés par les points lacrymaux.

C'est là l'origine de la théorie inflammatoire de la dacryocystite.

Depuis Scarpa, presque tous les auteurs en France, en Angleterre et en Allemagne, se sont attachés à rendre à l'élément phlegmasique l'importance qu'on n'avait pas su lui reconnaître dans les affections des voies lacrymales.

La théorie de l'inflammation est celle qui rallie à l'heure actuelle la plupart des ophthalmologistes.

ÉTIOLOGIE

La fréquence des inflammations des voies lacrymales est bien connue. Sur un total de 20,210 malades, le Dr Esmérian a trouvé que les affections des voies lacrymales représentaient 6 0/0.

Toutes les statistiques s'accordent à signaler la préférence marquée de la dacryocystite pour le sexe féminin, fait que M. de Wecker dit tenir probablement à la conformation des os de la face et que M. le professeur Panas explique par le lymphatisme.

L'âge exerce aussi une influence manifeste. C'est chez l'adulte que la dacryocystite a son maximum de fréquence, c'est-à-dire de 20 à 60 ans. Elle est rare chez l'enfant avant la septième année. Quant à la dacryocystite des nouveau-nés, dont il existe un assez grand nombre d'exemples dans la science, et dont la bénignité est le caractère distinctif, on l'attribue généralement à une imperméabilité temporaire des voies d'excrétion. Cependant dans quelques observations, la syphilis héréditaire semblait bien être en cause.

Arlt a insisté sur la conformation particulière de la face caractérisée par l'aplatissement du dos du nez et l'écartement des pommettes. Il en résulte un rétrécissement physiologique du canal nasal dans le sens antéro-postérieur qui créerait une prédisposition au catarrhe. D'autre part, M. de Wecker voit dans une conformation diamétralement opposée, caractérisée par une forte saillie des os propres du nez, jointe à la profondeur du creux sous-orbitaire, une autre prédisposition à la maladie. Cette conformation semble impliquer, dit-il, un aplatissement latéral excessif du canal nasal. C'est à cette cause que l'auteur attribue la fréquence de la dacryocystite chez les Israëlites qui présentent le type facial que nous venons d'indiquer.

Pour en finir sur ce point, disons que c'est encore par l'étroitesse physiologique du canal nasal gauche, qu'on a expliqué la préférence marquée de l'affection pour ce côté.

Le professeur Badal, de Bordeaux, a le premier appelé l'attention sur l'influence qu'exercent les vices de réfraction et particulièrement l'hypermétropie, sur le développement de la dacryocystite. Suivant le Dr Dransart, cette influence est plus grande qu'on ne l'a cru jusqu'à ce jour.

Signalons rapidement les traumatismes des voies lacrymales, les déchirures de la muqueuse qui peuvent être suivies de coarctations fibreuses, les fractures des os du voisinage et les exostoses qui en sont la suite, les corps étrangers, les dacryolithes, etc. Ce sont là des causes incontestables, mais exceptionnelles de dacryocystite.

Dans la très grande majorité des cas, celle-ci est due à une inflammation soit primitive, soit secondaire de la muqueuse du sac lacrymal.

De la conjonctive, l'inflammation peut se propager au sac. Nous avons la preuve de la possibilité de cette propagation dans la dacryocystite granuleuse, quelquefois primitive, mais presque toujours consécutive à une conjonctive de même nature.

M. Abadie a signalé la coïncidence de la carie dentaire et du catarrhe des voies lacrymales, et il pense que l'ostéo-périostite alvéolo-dentaire peut gagner le canal nasal. Mais, c'est surtout du côté des fosses nasales qu'on a recherché, dans ces dernières années, la cause de la dacryocystite.

Que l'inflammation de la pituitaire soit, dans un certain nombre de cas, la cause du catarrhe nous l'admettons facilement ; mais nous croyons qu'on a beaucoup exagéré le rôle de la rhinite chronique, et Bressgen nous semble dépasser tout à fait la mesure quand il prétend que tout larmoiement persistant dérive des affections des fosses nasales et que le traitement revient au rhinologue plus qu'à l'ophthalmologiste. Pour notre part, dans le plus grand nombre de cas de dacryocystite où nous avons examiné la muqueuse pituitaire, nous l'avons trouvée normale.

La syphilis et la scrofule tiennent aussi une large place dans l'étiologie de l'affection.

L'influence de la première est un fait bien prouvé. Lagneau fils en a rapporté sept observations incontestables. Nous-même à la clinique des Quinze-Vingts, nous avons eu occasion d'observer des dacryocystites manifestement liées à la syphilis. Dans tous ces cas, il y avait des exostoses ou des nécroses des os rentrant dans la constitution du canal nasal. Mais nous croyons aussi que la muqueuse des voies lacrymales peut s'enflammer sous l'influence de la diathèse, en dehors de toute lésion osseuse. C'est également l'opinion de M. Lancereaux. Le fait suivant rapporté récemment par Wickerkiewicz, nous semble tout à fait probant à cet égard. Une petite fille de 4 ans est atteinte d'un catarrhe des voies lacrymales ; celui-ci est traité par les moyens ordinaires, mais sans résultat, pendant une année. Au bout de ce temps, il se déclare une kératite parenchymateuse, et le catarrhe et la kératite guérissent sous l'influence du traitement spécifique. Weiss cité un cas analogue.

Mais, la syphilis est en somme une cause assez rare de dacryocystite.

La scrofule au contraire, une des plus fréquentes. La plupart des dacryocystites chez les enfants et les adolescents sont d'origine scrofuleuse. C'est chez eux qu'on voit surtout l'affection se compliquer d'ozène, plus souvent encore, de carie des os du nez.

Enfin, signalons le lymphatisme qui prédispose au

catarrhe des voies lacrymales comme à celui des autres muqueuses.

ANATOMIE PATHOLOGIQUE

L'anatomie pathologique de la dacryocystite chronique est encore mal connue. Nous allons l'étudier en nous aidant de nos recherches personnelles et des résultats des quelques autopsies qui ont été publiés.

Au point de vue anatomo-pathologique comme au point de vue clinique, on doit distinguer deux périodes dans la dacryocystite : 1° période de catarrhe simple ; 2° période de catarrhe avec dilatation du sac.

Catarrhe simple. — Les phénomènes de gonflement et d'hyperémie tiennent le premier rang. La muqueuse plus ou moins rouge s'est tuméfiée et diminue progressivement le calibre des voies d'excrétion des larmes. C'est surtout dans les points normalement rétrécis (c'est-à-dire la jonction du canal avec le sac, l'orifice de communication du canal avec le méat inférieur, les conduits lacrymaux) que l'on observe cette tendance à l'oblitération. L'épithélium cylindrique du sac est devenu partiellement caliciforme, et le liquide visqueux sécrété est retenu dans la cavité, aucune force ne pouvant le chasser vers le méat inférieur.

Par places, quelques cellules embryonnaires ont migré dans les couches sous-épithéliales de la muqueuse. C'est la période de larmoiement du début. Généralement, des altérations analogues se retrouvent dans les fosses nasales.

Catarrhe avec dilatation. — Ici l'épithélium cylindrique ne montre plus une couche continue. En beaucoup d'endroits, la barrière qu'il forme a été forcée par les éléments provenant de la paroi même du sac. Les cellules embryonnaires, rares dans la première période, forment ici une masse épaisse qui entoure les fins vaisseaux si abondants dans la muqueuse. Ces vaisseaux émanent eux-mêmes d'un plexus veineux très riche qui entoure toute la région du sac d'une sorte de réseau vasculaire. Autour de ces gros vaisseaux, l'infiltration cellulaire est relativement faible ; elle est forte au contraire autour de leurs branches qui se ramifient dans la muqueuse. C'est donc dans cette muqueuse seulement que se fait la réaction de défense contre les micro-organismes agresseurs.

La sécrétion gluante des cellules caliciformes s'est accumulée dans le sac et peu à peu la paroi s'est laissé distendre. Dans ce liquide visqueux, on trouve des cellules desquamées et quelques lambeaux très ténus de tissu embryonnaire. Ce sont des débris des fongosités *microscopiques* qui pullulent à travers la paroi épithéliale forcée en quelques endroits. Mais en règle générale, l'épithélium est conservé. La paroi du sac infiltrée d'éléments embryonnaires n'a guère plus d'un demi-millimètre d'épaisseur, tandis que la cavité s'est élargie au point d'atteindre un diamètre variant de 3 à 6 millimètres. On a vu des sacs distendus acquérir le volume d'un œuf de pigeon (Kalt). Quand le sac a atteint ces dimensions, les modifications subies par la muqueuse se traduisent par des changements dans la nature de la sécrétion. Au lieu d'être épaisse et trouble, comme précédemment, celle-ci devient plus fluide, plus transparente, et prend insensiblement les caractères d'un blanc d'œuf peu consistant. Cette transformation a valu à la tumeur lacrymale le nom d'*hydropisie du sac* (Anel).

Le tissu conjonctif prélacrymal est intact ainsi que les fibres de l'orbiculaire.

Mécanisme de l'ectasie. — La cavité du sac a normalement sur le cadavre un diamètre transversal de 3 mm. et la surface de la muqueuse présente quelques plis verticaux. Cette muqueuse repose sur la paroi propre qui est constituée, ainsi que l'ont montré Robin et Cadiat en 1874, à peu près uniquement par des fibres élastiques enfeutrées. Par suite de la résistance qu'offre cette enveloppe, le premier résultat qu'amènera le gonflement inflammatoire de la muqueuse sera une exagération des plis verticaux. Sur des coupes d'un sac lacrymal atteint de catarrhe au premier degré et provenant d'un supplicié, M. le Dr Kalt nous a montré un véritable état d'hypertrophie de la muqueuse qui, infiltrée d'éléments embryonnaires, était devenue trop grande pour l'enveloppe élastique. Les plis de cette muqueuse formaient sur des coupes transversales des saillies en forme de battants de cloche qui proéminaient dans la cavité du sac. La paroi élastique ne présentait pas d'altération notable.

Ainsi donc, l'un des premiers phénomènes produits
par l'inflammation est un gonflement de la tunique muqueuse. Celle-ci trop à l'étroit dans l'enveloppe qui
l'enserre se plisse; mais au fur et à mesure que le sac
se distend, les plis s'effacent, et la muqueuse s'amincit
en même temps que la surface devient lisse et unie.
Reste maintenant à expliquer comment s'opère la distension du sac. Pour Arlt, le ramollissement inflammatoire des tissus contigus à la muqueuse et des parties
molles de la paroi antérieure serait pour beaucoup
dans le mode de production de cette dilatation. Nous ne
partageons pas la manière de voir de ce savant. Nous
sommes d'avis que l'ectasie est uniquement la conséquence de la pression que les produits sécrétés et retenus dans le sac lacrymal exerce sur ses parois. L'action
mécanique nous paraît devoir être seule invoquée; car
sur des coupes de sacs fortement dilatés on ne note pas
d'altération bien manifeste de la tunique élastique, et
d'autre part, la clinique nous apprend que la dilatation
atteint un degré d'autant plus considérable que les
poussées inflammatoires du côté du sac et des tissus
voisins sont plus rares et moins intenses.

Cette *limitation* du processus inflammatoire nous
explique la rareté relative de l'infection du tissu cellulaire (dacryocystite aiguë) en comparaison du grand
nombre de dacryocystites chroniques que l'on rencontre.

La dilatation du sac se fait principalement vers les
points où la distension rencontre le moins de résistance,
c'est-à-dire en avant, en bas et en dehors. Elle se manifeste d'abord par une faible saillie du tégument au-

2

dessus et au-dessous du ligament palpébral interne. Peu à peu, l'ectasie du sac devient plus facile à apprécier, et les contours de cette cavité se dessinent en relief sur les téguments. Le sac dilaté forme alors une tumeur plus ou moins gênante pour le malade.

Maintenant que nous connaissons les lésions du catarrhe du sac lacrymal et la façon dont elles évoluent, passons en revue les autopsies.

Celle-ci sont peu nombreuses. Les détails en ont été résumés par M. le professeur Panas dans ses leçons sur les affections des voies lacrymales. C'est à cet ouvrage que nous empruntons ce qui va suivre.

« Janin est le premier qui ait laissé la description détaillée de l'autopsie d'une tumeur lacrymale ancienne et volumineuse. Il rapporte que les parois du sac étaient amincies, non ulcérées ; les follicules mucipares engorgés et remplis d'une humeur jaunâtre, formant de petites tumeurs de la grosseur de grains de pavot blanc occupant l'épaisseur de la muqueuse ; leurs pores excréteurs étaient élargis ; le canal nasal était libre et normal sauf à sa jonction avec le sac où il y avait coarctation d'un tiers de ligne d'épaisseur. A cet endroit, la muqueuse était plissée à la manière d'un poignet de chemise. Les conduits lacrymaux étaient dilatés.

« Auzias-Turenne a eu l'occasion de disséquer les deux sacs lacrymaux chez une femme atteinte d'une double dacryocystite. Du côté gauche, il y avait une véritable tumeur et la moindre pression faisait refluer par les points lacrymaux un liquide ténu et purulent. A la dissection, il trouva dans l'intérieur du sac un muco-pus abondant ; la muqueuse était véritablement enflammée et des concrétions muco-purulentes en tapissaient l'intérieur. Les conduits lacrymaux correspondants étaient parfaitement libres ; par contre, la partie inférieure du canal nasal se trouvait bouchée par la membrane muqueuse qui formait tampon.

« Du côté droit, il n'y avait *pas de tumeur à proprement parler*. Cependant, le sac s'est montré à l'ouverture aussi *ample que celui du côté opposé*, et la muqueuse qui le tapissait, offrait les mêmes lésions. Malgré cela, le canal nasal était libre et n'avait subi aucune altération matérielle. Les conduits lacrymaux étaient entièrement bouchés à leur entrée dans le sac.

« Des détails anatomiques qui précèdent, Auzias-Turenne a été conduit à conclure que dans ce cas particulier, l'inflammation des voies lacrymales du sac aussi bien que l'obstruction du canal nasal à gauche et des conduits lacrymaux à droite, devaient être considérés comme consécutive à la phlegmasie.

« Béraud qui s'est occupé beaucoup de l'anatomie normale et pathologique des voies d'excrétion des larmes, fit de 1853 à 1855 diverses communications intéressantes à ce sujet. On y trouve relatées diverses autopsies dont voici le résumé.

« A. Voisin disséqua une fistule lacyrmale du côté droit remontant à 22 ans et qui n'avait subi aucun traitement. Il constata que l'ouverture commune des conduits dans le sac était oblitérée et que le sac vide et rétréci de volume offrait des parois friables ; qu'enfin, il y avait une obstruction complète de l'orifice de communication du sac avec le canal nasal ; ce dernier était sain dans tout le reste de son étendue.

« Dolbeau examina dans une autopsie une tumeur lacrymale du volume d'une noisette et non enflammée. La peau était saine. La tumeur dure et transparente ne se vidait pas par la pression, caractères qui indiquent suffisamment qu'il s'agissait d'une mucocèle. Voici l'état des parties à la dissection : canal nasal perméable, mais uniformément rétréci dans toute sa longueur au point qu'il n'avait que un à deux millimètres dans son plus grand diamètre ; son orifice de communication avec le sac oblitéré ; amincissement par distension de la gouttière lacrymale qui paraissait profondément creusée ; contenu du sac, liquide d'une couleur citrine ; paroi interne de ce dernier, lisse et ressemblant à une séreuse ; enfin oblitération complète de l'orifice de communication des conduits lacrymaux avec le sac.

« Béraud relate l'autopsie d'une tumeur lacrymale droite dont le début remontait à 15 mois. Dans ce cas, les conduits lacrymaux étaient normaux. Le sac vivement enflammé offrait des parois épaisses, rouges, fongueuses et lardacées. La muqueuse renfermait dans son épaisseur des glandes remplies d'un liquide visqueux, jaunâtre. Le canal nasal se montrait absolument sain sans trace de rétrécissement. La muqueuse des fosses nasales était également saine.

« Dans un autre cas, Béraud eut à examiner un catarrhe du sac *sans tuméfaction extérieure* siégeant à droite. Par la pression on faisait refluer du mucus à travers les conduits lacrymaux. A l'ouverture, l'auteur constata

que cette cavité ainsi que le canal nasal étaient remplis
de mucus comme on l'eut fait par une injection. La muqueuse du sac était rouge et parsemée de glandules.
A part l'oblitération du point lacrymal inférieur, il n'y
avait nulle coarctation, ni dans le sac ni dans le canal
nasal.

« Dans un cas analogue au précédent, Béraud trouva le
sac et le canal nasal remplis d'un liquide puriforme.
La muqueuse du sac rouge et épaissie, offrait en outre,
une excroissance polypeuse de la grosseur d'une tête
d'épingle. Les mêmes lésions phlegmasiques existaient
sur la muqueuse du canal nasal.

« Sur une quatrième pièce, Béraud trouva les points et
les conduits lacrymaux sains. Le sac, réduit de moitié
par suite de l'épaississement de ses parois, était littéra-
lement criblé à sa surface interne de pertuis glanduleux.
Son contenu consistait dans une petite quantité de
matière puriforme. Le canal nasal, presque comblé par
suite de l'engorgement de sa muqueuse, surtout pro-
noncé à son orifice nasal, n'offrait ni valvules, ni aucun
rétrécissement circulaire.

« Dans un dernier cas où il existait une fistule lacrymale double, le même auteur a trouvé des deux côtés
une diminution de calibre égale à la moitié à peu près
aussi bien des conduits lacrymaux que du sac; celui-ci
renfermait du pus. La muqueuse gonflée et fongueuse
offrait des glandules développées; le canal nasal était
obstrué à gauche par le gonflement de la muqueuse
sur laquelle on remarquait des fongosités et des brides
réunies entre elles.

« Berlin ayant eu occasion de pratiquer sept fois dans un but thérapeutique l'ablation du sac lacrymal enflammé, trouva constamment, à l'exception d'un seul cas où le sac avait été cautérisé préalablement au fer rouge, la muqueuse rouge et tapissée d'excroissances polypoïdes de différente grosseur. Au microscope, cette muqueuse lui apparut, dans certains cas, recouverte d'épithélium, tandis qu'elle en était dépourvue dans d'autres. Il ajoute qu'elle était imprégnée de gouttelettes de pus.

« P. Ollivier, à la dissection d'une double tumeur lacrymale ancienne, rencontra les lésions suivantes : Du côté le plus affecté, la muqueuse du sac, qui avait d'ailleurs macéré, était d'un gris rosé et d'un aspect chagriné, ce que l'auteur attribue à la présence d'orifices glandulaires. Un diaphragme membraneux peu épais interceptait toute communication avec le canal nasal. Les parois du sac étaient épaissies. Le sac du côté opposé, moins affecté que le précédent, fut trouvé rempli de muco-pus. Il semblait séparé du canal nasal par un rempli membraneux valvulaire.

« Monayer a eu deux fois l'occasion de pratiquer l'excision partielle du sac, ce qui lui permit de se rendre compte de l'état des parois. Dans l'un de ces cas, la muqueuse enflammée offrait une coloration rouge, dans l'autre, la coloration ardoisée; dans les deux cas, l'épaisseur des parois se trouvait considérablement augmentée. »

Enfin, nous-même, à la clinique des Quinze-Vingts, où M. le docteur Kalt emploie depuis longtemps déjà comme méthode de traitement de la dacryocystite l'excision de la paroi antérieure du sac lacrymal, nous avons eu l'occasion d'examiner un très grand nombre de sacs atteints de catarrhe. De nos observations personnelles et de celles que nous venons de reproduire, nous croyons pouvoir tirer les conclusions suivantes :

1° L'inflammation est presque toujours le fait primitif dans la dacryocystite. Le rétrécissement, qui peut d'ailleurs manquer et qui manque assez souvent, n'est que la conséquence et non la cause de l'inflammation, contrairement à ce que l'on a cru pendant longtemps. En général peu serré, il est dû au gonflement de la muqueuse enflammée ; le rétrécissement vrai, fibreux, est rare.

2° La dilatation du sac est une complication précoce du catarrhe des voies lacrymo-nasales. Toutes les fois que par la pression on peut faire sourdre du liquide glaireux par les points lacrymaux, on doit considérer le sac comme dilaté, alors même qu'il n'existe pas de tumeur lacrymale.

3° Hors les cas de lésions osseuses, on trouve rarement dans le sac des végétations fongueuses qui puissent être détachées à la curette.

Cette assertion, nous le savons, est contraire à l'opinion généralement admise; elle est en contradiction avec quelques-unes des observations que nous avons rapportées plus haut, puisque Béraud, dans un cas, signale l'existence de fongosités sur la muqueuse et que Berlin prétend les avoir rencontrées six fois dans six autopsies; ce qui donnerait à penser qu'elles sont fréquentes. Nous n'hésitons pas cependant à soutenir qu'elles sont rares. Nous avons vu curetter près d'une centaine de sacs atteints de catarrhe non compliqué de carie de l'unguis. En aucun cas, nous n'avons vu l'instrument ramener des fongosités.

SYMPTOMES

La plupart des auteurs depuis Mackenzie ont l'habitude de diviser la marche de la dacryocystite chronique en cinq périodes, les trois dernières représentées par le phlegmon du sac, la fistule lacrymale et la carie de l'unguis.

Cette division commode pour la description ne répond pas à la réalité clinique. La dacryocystite chronique, en effet, n'aboutit pas fatalement, tant s'en faut, aux états pathologiques que nous venons d'indiquer, et ceux-ci doivent être considérés, non comme des périodes de la maladie, mais comme de simples accidents, des complications possibles du catarrhe des voies lacrymales. Nous ne nous en occuperons pas.

La dacryocystite chronique se présente à l'observation sous l'une des deux modalités suivantes :

1° Il y a catarrhe sans ectasie apparente du sac.

2° Le sac est fortement dilaté et il existe une tumeur dans la région lacrymale.

Dans le premier cas, l'affection est essentiellement caractérisée par le larmoiement. Les larmes s'accumulent vers la commissure interne et au niveau du sac lacrymal ; elles y séjournent quelque temps, retenues par la saillie du bord palpébral, et donnent à la conjonctive cet aspect brillant particulier que les Anglais ont désigné sous le nom de *wateryeyes*. Puis elles s'échappent et tombent sur la joue.

Le larmoiement, au début, n'est pas continu ou du moins il est ordinairement peu marqué et ne devient véritablement incommode par son abondance que lorsque l'œil est exposé à une cause d'irritation, telle que vent froid, poussière, lumière trop vive, etc. Mais à la longue, l'affection s'aggrave. Le sac lacrymal se laisse distendre, et, sous l'action du muscle orbiculaire, vide incessamment dans le cul-de-sac conjonctival son contenu formé par un liquide glaireux, riche en microbes de toutes sortes. Ce liquide irrite la conjonctive qui s'enflamme chroniquement, augmente la sécrétion des larmes, excorie le bord ciliaire et détermine des blépharites rebelles. L'affection qui, au début, ne causait qu'une gêne légère, devient alors fort pénible pour le patient.

Ce premier stade peut persister pendant des mois ou des années, ou bien il aboutit à une dilatation énorme du sac. L'ectasie devient alors apparente : la tumeur lacrymale est constituée.

Cette tumeur est située au-dessous du tendon de l'orbiculaire qui la bride quelquefois et la divise en deux lobes inégaux. Sous la pression du doigt, elle s'affaisse en expulsant son contenu soit par les points lacrymaux, soit, c'est le cas le plus fréquent, par le canal nasal. Ce contenu est variable : tantôt du muco-pus ou du pus véritable, tantôt du mucus comme dans le cas précédent.

La peau à ce niveau conserve habituellement sa coloration normale; quelquefois, cependant, elle présente un reflet bleuâtre, d'où le nom de *varice du sac* qu'on a donné en pareil cas à la tumeur lacrymale.

On cite des observations de tumeur lacrymale ayant atteint les dimensions d'un œuf de pigeon. Mais ces faits là sont rares. En général, son volume ne dépasse guère celui d'un petit pois.

Si les canalicules lacrymaux et le canal nasal, viennent à perdre leur perméabilité, la pression ne vide plus la tumeur. On a alors affaire à un kyste auquel on a donné le nom de *mucocèle*.

DIAGNOSTIC

Le diagnostic de la maladie est en général facile. Seule la mucocèle peut donner lieu parfois à des erreurs. On risque surtout de la confondre avec des kystes prélacrymaux à contenu huileux. Mais on tiendra compte, lors de kyste, qu'il est toujours facile de faire passer une injection de l'un des canalicules dans le nez et que la tumeur est mobile sur les parties profondes.

Si le sac est fortement distendu, il devient incompressible et peut en imposer pour une exostose. Une ponction exploratrice suffira à lever tous les doutes.

Il faut encore songer à la possibilité de confondre la mucocèle avec une tumeur maligne des fosses nasales ou du sinus maxillaire, ayant perforé les os et venant faire saillie dans la région du sac. Nous avons observé un cas de ce genre à la clinique des Quinze-Vingts.

PRONOSTIC

La dacryocystite chronique, dont on connaît la ténacité, et le peu de tendance à la guérison spontanée, doit être considérée comme une affection sérieuse. Sans parler de l'influence dépressive qu'elle exerce sur le moral de certains malades, de la gêne souvent considérable qu'elle cause pour le travail à la plupart de ceux qui en sont atteints, de la difformité choquante qu'elle entraîne dans certains cas, elle expose au phlegmon du sac, aux fistules lacrymales, si difficiles à guérir, à la carie de l'unguis. Elle est surtout un danger permanent pour la cornée. Les micro-organismes qui pullulent dans le sac, remontent sans cesse vers la conjonctive.

Que dans ces conditions, une ulcération cornéenne se produise et une kératite septique pourra se développer avec toutes ses conséquences : perforation de la cornée ; irido-cyclite, panophthalmie. Inutile d'insister sur la gravité de pareils accidents. Qu'il nous suffise de citer le cas du nommé Moulin, dont nous rapportons plus loin l'observation. Cet homme se présente le 5 avril dernier à la consultation de la clinique des Quinze-Vingts. Il est porteur d'une dacryocystite compliquée d'un ulcère infectieux de la cornée. On lui fait aussitôt l'opération de Sœmisch et on traite énergiquement l'affection lacrymale. Malgré tout, une irido-cyclite se déclare ; l'œil s'atrophie, devient extrêmement douloureux. Le 28 mai on a dû lui faire subir l'opération de Critchett.

Nous pourrions rapporter bien d'autres faits semblables observés par nous-même. En voici encore un, entre autres. Un paysan vient l'année dernière se faire opérer de la cataracte aux Quinze-Vingts. On ne s'aperçoit pas qu'il est atteint d'un catarrhe du sac lacrymal et on procède à l'opération. Vers le deuxième jour, le malade accuse des douleurs de tête violentes. On lève le pansement, et l'on constate que la chambre antérieure est pleine de pus. Le traitement antiseptique qu'on institue immédiatement ne donne aucun résultat. Le mal s'aggrave ; la suppuration gagne le vitré et la cornée se nécrose. La panophthalmie est constituée et on doit procéder à l'énucléation de l'œil.

Ces faits là suffirent à démontrer la nécessité de traiter la dacryocystite chronique, de la traiter vite et bien, et par conséquent de connaître les moyens les mieux appropriés pour arriver sûrement à ce but.

DEUXIÈME PARTIE

CHAPITRE PREMIER

Traitement de la dacryocystite chronique.

Dans le traitement de la dacryocystite, le chirurgien doit s'inspirer des données fournies par l'anatomie pathologique.

Or, il résulte de l'étude que nous avons faite des altérations morbides qui accompagnent cette affection, qu'au début l'élément *gonflement inflammatoire* domine. Il est la conséquence immédiate, fâcheuse de l'infection de la muqueuse. S'exerçant dans un conduit à parois résistantes, il aura pour effet d'en rétrécir, d'en oblitérer même la cavité. De là une gêne dans l'écoulement des larmes et des produits irritants sécrétés par la muqueuse enflammée. Ceux-ci s'accumulant dans le sac, finiront par le dilater à la longue.

L'indication première est donc de frayer un passage aux injections modificatrices. Si, comme l'expérience l'apprend, les lavages antiseptiques ou astringents constituent un excellent traitement du catarrhe du sac lacrymal, encore faut-il que les injections puissent passer. Il faut faire de la place à tout prix, et voilà pourquoi la dilatation par les sondes restera toujours un moyen de nécessité. Essayer d'injecter sans cathétériser au préalable est un mauvais procédé. Il est parfaitement certain qu'on éprouve quelquefois des difficultés très grandes à faire passer une injection dans le nez, alors même qu'il s'agit d'un simple catarrhe au début. Nous supposons bien entendu qu'il n'existe pas de rétrécissement des canalicules. En multipliant les tentatives d'injection on arrive simplement à accélérer la dilatation du sac. Quant au balayage des mucosités, il est illusoire ; le peu de liquide qui passe a suivi une voie plus ou moins sinueuse, en contournant les obstacles mucoglaireux, mais sans les déplacer ni les entraîner.

L'introduction d'une sonde nº 2 ou 3, au contraire, faite avec lenteur et précaution, fraye immédiatement le passage, et si les difficultés sont vraiment grandes, un praticien consciencieux saura remettre au lendemain une tentative qui sera certainement couronnée de succès.

Si on a accusé la sonde de déchirer, de labourer les tissus, c'est qu'elle est tenue trop souvent par des mains peu expertes ou trop pressées d'exécuter brillamment la manœuvre du cathétérisme. Fait avec douceur, le sondage est sans danger. Il arrive bien, il est vrai, parfois, quelque précaution qu'on prenne, que l'instrument éraille un peu la muqueuse. Ces légères déchirures n'ont aucune importance. Tout au plus devra-t-on, ce jour-là, par prudence, ne se servir que d'eau boriquée pour l'injection au lieu d'un antiseptique plus énergique. Ajoutons à ce propros, que les solutions antiseptiques doivent toujours être très peu irritantes et tièdes. Le gonflement provoqué par les liquides mercuriels ou argentiques allant directement à l'encontre du but. Le cyanure de mercure à 1/3.000, le sublimé à 1/10.000, le nitrate d'argent à 1/600 nous paraissent bien suffisants. L'important est de bien balayer le conduit.

Lorsqu'il y a reflux d'un liquide glaireux à la suite de la pression, l'indication reste évidemment la même : Faire de la place aux injections. Mais ici, la dilatation passive du sac constitue le grand obstacle. Cette ampoule garnie de cellules caliciformes secrète incessamment ; la stagnation est permanente, quoi qu'on fasse ; jamais une injection, quelque abondante qu'elle soit, ne pourra se frayer une route dans tous les replis de la paroi.

Faut-il s'entêter à cathétériser, à laver quand même ? C'est encore à cette pratique qu'avaient recours la plupart des praticiens jusque dans ces dernières années. Tout au plus se décidait-on à couper le tendon de l'orbiculaire ou à fendre largement le canalicule lacrymal inférieur (procédé de Weber). Mais, n'est-il pas étrange qu'on s'adresse à l'extrémité supérieure du sac, alors que l'écoulement se fait de haut en bas ?

La vraie indication, suivant nous, est de s'adresser à l'ectasie du sac, effet et cause du croupissement des liquides infectieux. Puisque la dacryocystite sans dilatation est curable par le cathétérisme et les injections fréquentes, puisque enfin, l'ectasie n'est qu'une complication, une suite fâcheuse de la dacryocystite, adressons-nous donc d'emblée, à cette complication. Supprimons l'ectasie, en excisant la paroi antérieure du sac, ouvrons en même temps largement la voie aux produits sécrétés et aussi aux liquides antiseptiques. Nous ramènerons ainsi une dacryocystite avec distension au type dacryo-cystite simple ; puis nous continuerons patiemment le traitement du catarrhe de la muqueuse restante du sac et de la muqueuse du canal nasal par les injections.

L'excision de la paroi antérieure du sac lacrymal est donc un procédé rationnel du traitement de la dacryo-cystite compliquée de dilatation. C'est le procédé qu'emploie à l'heure actuelle notre maître, M. le Dr Kalt ; c'est aussi celui que nous avons adopté et que nous conseillons. Aussi, allons-nous lui consacrer une description détaillée. Mais, comme d'autres méthodes de traitement ont été préconisées et défendues, nous croyons utile de les passer tout d'abord en revue et de dire ce que nous en pensons. Deux d'entre elles, les principales (le curettage et la cautérisation au fer rouge) nous sont familières, puisque M. le Dr Kalt les a longtemps employées à la clinique des Quinze-Vingts. Nous parlerons donc de choses que nous avons vues. Si les critiques que nous allons adresser à ces méthodes paraissent parfois mal fondées, elles auront pour excuse l'inexpé-rience de l'auteur. Avons-nous besoin d'ajouter qu'elles n'ont été inspirées que par un sentiment : la convic-tion ?

I. — DU CURETTAGE DU SAC LACRYMAL

I. — Procédés de MM. les docteurs Despagnet, de Wecker et Terson.

Ces spécialistes ont préconisé, dans ces dernières années, contre la dacryocystite chronique, une méthode de traitement déjà mise en pratique à l'étranger par Mandelstamm et Tartuferi : le curettage du sac lacrymal.

A. — *Procédé de M. le Dr Despagnet.*

M. le Dr Despagnet procède de la façon suivante : Il ouvre le sac par une large incision externe, puis nettoie la poche avec une solution de sublimé à 1/100. L'asepsie obtenue, il râcle la paroi avec une petite curette demi-mousse, assure l'hémostase par de nouveaux lavages (car la muqueuse saigne abondamment), enfin, touche toutes les parties malades avec un pinceau de coton trempé dans un mélange de sublimé et de glycérine à 1/2.000. L'opération est terminée. On fait un léger pansement compressif. Tous les jours et plusieurs fois pendant la journée, nouvelles irrigations avec la solution à 1/1.000. La cicatrisation est complète au bout de huit à dix jours.

B. — *Procédé de M. le Dr de Wecker.*

M. le Dr de Wecker procède d'une façon toute particulière. Il fait son incision de dedans en dehors. Introduisant le couteau par le canalicule lacrymal supérieur,

il sectionne le sac et la peau sur une étendue d'un centimètre à un centimètre et demi. Le sac ouvert, il procède au curettage avec une forte curette tranchante.
Celui-ci terminé, il réunit l'incision par 2 à 3 points
de suture après un lavage prolongé. Les sutures sont
enlevées au bout de trois jours.

C. — Procédé de M. le Dr Terson.

Le procédé de M. le Dr Terson rappelle tout à fait le
curettage utérin. Il n'y a pas d'incision cutanée. Après
incision un peu large du conduit lacrymal supérieur,
on introduit dans les voies lacrymales une sonde n° 3 ou 4
de Bowmann, qu'il faut laisser en place pendant 10 à
20 minutes. Au bout de ce temps, on retire la sonde et
on injecte dans le sac quelques gouttes d'une solution
de cocaïne à 1/20. Après quoi curettage, non seulement
du sac, mais du canal nasal avec une curette fenêtrée
étroite.

Ces trois procédés, comme on le voit, diffèrent sensi-
blement entre eux quant à la forme.

Dans le premier, on incise largement la peau et on
laisse la plaie ouverte ; dans le second, on incise également, mais on suture immédiatement après ; dans le
troisième, on évite la section de la peau dans la crainte,
d'ailleurs chimérique, d'une dégradation plastique, et
on ajoute au curettage du sac celui du canal nasal. Mais
au fond, ces trois méthodes se ressemblent. Elles procè-
dent d'un même esprit de conservation ; le but recherché
est le même : obtenir une guérison radicale, tout en

conservant l'intégrité de l'appareil éliminateur des larmes ; le moyen employé pour l'atteindre, identique : le curettage.

Que faut-il penser de cette opération comme méthode de traitement de la dacryocystite ?

Le curettage en gynécologie a fait ses preuves. Il est efficace dans la métrite chronique et il devait l'être. La muqueuse utérine chroniquement enflammée se hérisse en effet souvent de fongosités qui entretiennent la suppuration. Le curettage en les faisant disparaître guérit du même coup la maladie.

Mais, peut-on comparer la muqueuse du sac lacrymal atteinte de catarrhe à celle de l'utérus malade ? Nous n'hésitons pas à répondre négativement ; il n'y a aucune analogie.

On peut lire, il est vrai, dans tous les traités de pathologie externe, que dans le cas de dacryocystite chronique, on trouve fréquemment la muqueuse du sac recouverte de végétations. En réalité, rien n'est plus rare. Nous le répétons, hors le cas de lésions osseuses (et c'est l'exception), la muqueuse est toujours lisse et la curette promenée dans tous les sens ne ramène jamais rien.

Alors à quoi bon curetter ?

Qu'on ne vienne pas nous objecter les résultats obtenus.

Nous avons pendant longtemps, aux Quinze-Vingts, employé le procédé de M. le Dr Despagnet.

Voici ce qu'en dit M. le Dr Kalt : « Les résultats de « cette pratique ont été meilleurs sans doute que ceux

« que j'avais obtenus par l'ancien traitement par les
« sondes et les injections ; mais, les insuccès n'ont pas
« fait défaut. Outre la persistance du larmoiement, j'ai
« trouvé chez beaucoup de nos malades, après deux ou
« trois mois, qu'il restait de la dilatation avec du mucus
« qu'on faisait sourdre par la pression du doigt. »

Cependant, le procédé de M. le Dr Despagnet a du bon ;
nous aurions mauvaise grâce à le nier. Mais, ce n'est pas
au curettage que nous attribuons les succès qu'il a et
que nous avons nous-même obtenus par sa méthode,
mais uniquement à ce fait qu'on incise le sac et qu'on
le laisse à découvert : ce qui permet de fréquents lavages antiseptiques. Ajoutons que ce mode de traitement
réussit surtout tout à fait au début de la maladie, quand
il n'y a pas encore d'ectasie du sac.

Du procédé de M. le Dr Terson que nous n'avons pas
essayé, nous ne dirons qu'une chose : c'est que nous le
tenons pour inférieur au précédent, parce qu'il n'y a
pas d'incision cutanée.

Nous n'avons pas non plus expérimenté le procédé
de M. de Wecker ; mais nous avons vu des malades qui
avaient été opérés d'après sa méthode, et ce que nous
avons constaté chez quelques-uns d'entre eux, ne nous
a pas enthousiasmé pour son opération qui peut avoir
des suites fâcheuses au point de vue plastique. Voici,
en effet, ce qui arrive : malgré les sutures, la plaie bâille
quelquefois à la partie supérieure de l'incision, tout à
fait au niveau du grand angle de l'œil. Les bords ne
s'accolent pas ; ils se cicatrisent isolément. Il en résulte
alors une difformité véritablement choquante.

II. — Procédé de M. le Dr Guiata.

Ce procédé se rapproche des précédents, puisqu'on y emploie le curettage ; mais il est un peu plus compliqué.

Le Dr Guiata pratique d'abord la stricturotomie, curette ensuite, et introduit dans le canal nasal une canule d'os décalcifiée empruntée à la patte de la grenouille. La canule, une fois en place, le sac est refermé. La guérison a lieu au bout de six à neuf jours.

L'auteur dit avoir retiré de bons résultats de ce traitement ; mais comme il n'a pas pu suivre bien longtemps ses malades, il avoue ne pas savoir si la guérison s'est maintenue.

Nous n'avons pas eu occasion de voir expérimenter la méthode du médecin italien, et nous ignorons si elle a fait des adeptes. Pour notre part, nous ne l'adopterons pas. Nous ne comprenons pas qu'on puisse faire de la stricturotomie, opération qui n'est pas sans danger et qui n'est véritablement indiquée que dans les cas rares de rétrécissement très serré, un mode de traitement habituel de la dacryocystite. En outre ce corps étranger, même résorbable, ainsi introduit et abandonné dans les voies lacrymales ne nous inspire pas confiance. Il nous rappelle trop le clou de Scarpa et la canule de Dupuytren que l'expérience a définitivement condamnés.

III. — Destruction du sac au moyen de caustiques chimiques.

Le traitement de la dacryocystite chronique par les caustiques chimiques est un legs de l'antiquité.

C'est surtout en Italie que, dès une époque déjà reculée, la méthode trouva des partisans. Elle ne fut introduite en France par Magne que vers 1850.

Comme caustiques, on a employé diverses substances : nitrate d'argent, chlorure de fer concentré, nitrate acide de mercure. Mais c'est au beurre d'antimoine qu'on avait le plus souvent recours. C'était le caustique préféré de Sperino qui lui attribuait une action presque spécifique.

Le beurre d'antimoine est aujourd'hui complètement délaissé, parce que, comme tous les caustiques liquides, son action est difficile à limiter. On lui préfère la pâte de Canquoin ou encore la pâte de Vienne.

Mais, d'une façon générale, les caustiques, quoique jouissant d'une réelle efficacité, sont très peu employés à l'heure actuelle ; car, outre les douleurs extrêmement vives qu'ils provoquent, ils ont l'inconvénient de laisser des cicatrices apparentes et d'exposer à l'ectropion.

Cependant, M. Parinaud qui se sert de la pâte de Vienne contre la tumeur lacrymale, a indiqué un mode d'application du caustique qui semble susceptible d'atténuer les inconvénients que nous avons indiqués. Il limite l'action de la substance chimique en se servant d'un petit tube de verre de 4 millimètres d'orifice. Il fait deux applications du caustique à huit jours d'in-

tervalle. « On obtient ainsi, dit-il, dans beaucoup de cas,
« une guérison rapide de la tumeur, tout en conservant
« la perméabilité des voies lacrymales ».

IV. — Cautérisation du sac par le fer rouge. — Procédé de M. le professeur Panas.

La cautérisation du sac lacrymal par le fer rouge est
une des plus anciennes méthodes de traitement de la
dacryocystite chronique. Les médecins de l'antiquité y
avaient souvent recours.

Ce procédé délaissé pendant longtemps, a été repris et
défendu en France par M. le professeur Panas, qui l'a
fait sien et l'a complété en l'associant aux pansements
antiseptiques.

L'éminent chirurgien emploie le fer rouge dans les
cas où le cathétérisme et les injections échouent, ou
d'emblée, quand les lésions sont profondes. Voici sa
façon de procéder.

Il ouvre largement le sac par la peau et insiste sur
la nécessité de toujours sectionner le ligament palpébral
interne, de façon à agir dans tous les méandres de la
poche. Le cautère employé doit être petit. On le chauffe
au rouge sombre et on le porte sur tous les points du
sac, aussi bien du côté de l'orifice des canalicules que
du côté du canal nasal.

Quand la cautérisation est terminée, on bourre le sac
avec une tente iodoformée. Celle-ci est laissée en place
deux à trois jours, après quoi on lave la plaie antisepti-

quement. Chaque jour on y applique une mèche enduite de pommade au bioxyde de mercure.

Le sac met deux à trois semaines à se refermer. M. le professeur Panas qui emploie ce procédé depuis 20 ans, dit en retirer d'excellents résultats.

Il est incontestable que la cautérisation est un mode de traitement efficace de la dacryocystite chronique. Tous ceux qui y ont eu recours s'accordent à le reconnaître.

Comment agit-elle exactement? Comment peut-elle guérir le larmoiement? On ne peut répondre à cette question que par des hypothèses. M. le Dr Vignes qui croit à l'effet destructeur du thermo-cautère, a proposé l'explication suivante : « Probablement, dit-il, l'évapo-
« ration joue un grand rôle dans l'excrétion des larmes
« et y suffit à l'état normal, le fonctionnement des
« canalicules ne prenant quelque importance qu'alors
« que les paupières sont closes.

« Dans les états pathologiques du sac, la sécrétion
« s'exagère par irritation réflexe de la glande et l'action
« de l'évaporation devient insuffisante : d'où le lar-
« moiement. Les résultats appréciables qui suivent
« la cautérisation ignée s'expliquent par la suppression
« de cette cause d'irritation ».

M. le professeur Panas n'admet pas qu'il y ait des-truction du sac lacrymal ; il croit que le fer rouge guérit le catarrhe par ce fait qu'il modifie profondément la vitalité des tissus.

Quant à nous, nous pensons qu'à l'action modificatrice énergique du fer rouge, s'ajoute la rétraction cicatri-cielle qui suit la destruction de la paroi antérieure.

Le procédé du thermo-cautère est donc au fond le
même que celui que nous préconisons. Il présente même
sur le nôtre ce double avantage d'être d'une exécution
plus facile et d'éviter au patient toute perte de sang.

Si M. le Dr Kalt, après l'avoir essayé, ne l'a pas adopté,
et lui préfère la méthode sanglante, c'est que la cautérisation n'est pas sans présenter, à côté d'avantages
réels, de très sérieux inconvénients.

1° Elle provoque une douleur très vive ; ce qui né-
cessite, le plus souvent, l'emploi du chloroforme.

2° Quand le fer rouge a été appliqué énergiquement,
la cicatrisation se fait d'une façon vicieuse et entraîne
l'oblitération du sac. Il est rare qu'une injection poussée
par les voies lacrymales, quelques semaines après la
cautérisation, passe par le nez. Le thermo-cautère est
donc plus destructeur que modificateur.

3° La suppuration se prolonge après la cautérisation
durant une quinzaine de jours et quelquefois plus.
Cette suppuration provient principalement du tissu
cellulaire sous-cutané prélacrymal fortement altéré par
le cautère. Il en résulte une rétraction cicatricielle énergique, rétraction qui peut être telle que plusieurs
semaines après l'opération, la peau amincie, tendue et
blanche se trouve directement appliquée sur la gouttière
lacrymale. L'aspect de cette cicatrice déprimée est des
plus disgracieux.

Cet enfoncement de la région lacrymale peut ne pas
se faire seulement en arrière. Il peut aussi s'y joindre
une rétraction de haut en bas, c'est-à-dire que le
tissu de cicatrice attirera vers l'entrée du canal nasal

la partie supérieure du sac cautérisé. Cette rétraction
en hauteur aura pour résultat un ectropion du tiers interne de la paupière inférieure : d'où une difformité et
une gêne pour le malade.

Cet ectropion est la conséquence de toutes les suppu-
rations prolongées de la région lacrymale (dacryocystites
à répétition avec fistules) ; il est lié à la transformation
fibreuse du tissu conjonctif situé entre le sac et le derme
cutané. Pour bien se rendre compte de l'importance de
cette remarque, il faut avoir assisté à la dissection du
sac chez certains individus fortement musclés, à tissus
épais et denses. La peau de la région, l'orbiculaire, le
tissu cellulaire ont une épaisseur invraisemblable et ce
n'est qu'au fond d'une incision, qui a quelquefois un centimètre de profondeur que l'on rencontre le sac et que
le bistouri fait jaillir le muco-pus. Et nous ne parlons
ici que des dacryocystites chroniques sans poussées inflammatoires intenses. Même chez les sujets de constitution délicate, il existe dans la dacryocystite chronique
un état œdémateux faible, qui double l'épaisseur des
tissus, le côté sain étant pris comme terme de comparaison. La boule du thermo-cautère qui doit forcément
s'arrêter dans ce tissu, l'atteindra sur une grande surface. Ainsi s'expliquent la suppuration et les cicatrices
vicieuses que nous avons signalées.

4° Il se peut aussi que, par la faute du malade qui
n'est pas docile ou pour toute autre cause, la cautérisation porte trop profondément. Dans ces conditions on a
vu survenir l'inflammation du tissu cellulo-graisseux de
l'orbite et le phlegmon de l'œil.

5° Enfin, il faut aussi mentionner la crainte qu'éprouvent généralement les malades à l'idée qu'on va leur appliquer le fer rouge en un point si voisin du globe oculaire. Bien que prévenus que leur œil ne court aucun danger, ils ne peuvent se défendre d'une certaine appréhension.

Cette dernière considération a son importance au point de vue pratique.

On pourrait nous objecter, il est vrai, que notre procédé est bien fait pour épouvanter le patient tout autant sinon davantage.

Ceci ne serait pas exact. La vue du thermo-cautère impressionne toujours désagréablement le malade. Celui-ci accepte au contraire assez facilement une petite opération qu'il sait utile, pourvu qu'on lui promette d'insensibiliser la partie malade.

V. — Extirpation totale du sac lacrymal.

L'idée d'extirper le sac lacrymal en totalité, dans le cas de dacryocystite, appartient à Platner (1724), qui l'a mise en pratique un certain nombre de fois. Le procédé ne fit pas fortune et il était complètement oublié quand il fut repris par Berlin en 1868. Au congrès d'Heidelberg, l'auteur a cité sept observations favorables à l'appui de sa méthode. Mais Arlt, qui l'avait également adoptée, fut loin d'en être aussi satisfait. « Elle est, écrit « ce grand maître, dans beaucoup de cas de déplace- « ment des os, d'une exécution très difficile. Aussi, je

« l'ai, après quelques tentatives, de nouveau aban-
« donnée, parce que l'hémorrhagie était devenue fort
« grave (proximité de l'artère et de la veine angulaires). »

Les résultats obtenus ne sont pas non plus faits pour
encourager à persévérer dans cette pratique. « Pour
« arriver à un excision complète du sac, dit M. de Wecker,
« il faut se frayer un large passage à travers le tégu-
« ment externe, et la rétraction cicatricielle qui suit
« l'opération est des plus disgracieuses, ainsi que j'ai pu
« m'en rendre compte sur quelques malades opérés par
« ce procédé. »

Nous allons plus loin. Étant donnée l'adhérence in-
time de la paroi postérieure du sac avec la gouttière
lacrymale, nous nous demandons même si l'opération
telle que prétend l'exécuter Berlin, est réellement
possible, et si tous ces délabrements, en vue d'extirper
le sac en totalité, n'aboutissent pas simplement à l'a-
blation de sa paroi antérieure, la seule portion acces-
sible et facilement extirpable.

CHAPITRE II

Traitement de la dacryocystite chronique par excision de la paroi antérieure du sac lacrymal.

C'est le traitement auquel M. le Dr Kalt s'est rallié et que nous préconisons.

Il n'est pas nouveau lui-aussi. C'est Monoyer, croyons-nous, qui, le premier, a conseillé et pratiqué dans le cas de dacryocystite rebelle l'excision partielle du sac. Beaucoup de chirurgiens, à l'heure actuelle, ont recours à cette opération. Mais celle-ci n'est restée en leurs mains qu'une méthode d'exception qui ne leur paraît indiquée que lors d'ectasie considérable du sac, de tumeur lacrymale.

Notre maître qui l'a adoptée, en a fait son mode de traitement habituel de la dacryocystite, que celle-ci soit ou non compliquée de dilatation apparente. Il la considère comme indiquée toutes les fois qu'une pression exercée avec le doigt dans la région du sac fait refluer des mucosités par les points lacrymaux ; car, à ce moment, la distension existe déjà.

Cette méthode est rationnelle, nous l'avons déjà prouvé, elle est basée sur l'anatomie pathologique ; elle a de plus, ce qui est encore mieux, la consécration d'une expérience de plusieurs mois. Les faits ont démontré, en effet, qu'on était en possession d'un moyen véritablement efficace pour guérir rapidement et d'une façon radicale le simple catarrhe avec peu de distension ;

c'est-à-dire la forme la plus commune de la maladie, et aussi celle contre laquelle, au dire des ophthalmologistes, toutes les méthodes (cathétérisme, topiques modificateurs et cautérisations) échouent le plus souvent.

TECHNIQUE DE L'OPÉRATION

Soins préliminaires. — La partie malade est lavée proprement, puis désinfectée avec une solution de sublimé à 1/5.000. Cela fait, on injecte dans la région du sac et sur le trajet de l'incision qui sera pratiquée, une solution de cocaïne à 1/200. L'anesthésie cocaïnique est très suffisante ; jamais nous n'avons vu M. le Dr Kalt avoir recours au chloroforme.

Mais, avant de procéder à l'opération, il est une précaution indispensable à prendre, si l'on veut s'éviter des ennuis et même un échec dans quelques cas : c'est d'introduire dans le canal lacrymo-nasal une sonde n° 2 ou 3 de Bowmann. La sonde sert de guide à l'opérateur et lui indique le sac. On l'introduit par le canalicule lacrymal supérieur qu'on fend sur une certaine étendue, s'il en est besoin. Disons aussi qu'il y a intérêt à ne pas vider le sac avant l'opération. Ajoutons enfin, qu'il est nécessaire que l'opérateur soit assisté d'un aide qui aura surtout pour mission de tamponner la plaie ; car, celle-ci se remplit constamment de sang, alors même qu'aucun vaisseau important n'a été lésé.

Incision. — L'incision est faite au bistouri et n'intéresse d'abord que la peau. Elle part du grand angle de l'œil ; elle est dirigée verticalement et un peu de dedans en dehors. Elle doit avoir un centimètre à un centimètre et demi de longueur ; son extrémité supérieure est située au-dessous du tendon de l'orbiculaire qu'il ne faut pas sectionner. L'artère angulaire passe en effet juste en arrière de ce tendon, et sa section donne lieu à une hémorrhagie toujours abondante, quelquefois même inquiétante. Nous nous rappelons avoir eu dans un cas beaucoup de peine à l'arrêter : l'artère s'étant rétractée, nous ne pouvions pas la pincer.

L'incision ainsi faite, on en saisit les lèvres avec deux pinces et on entrebâille fortement la plaie de façon à mettre le sac à découvert. Quand la peau est amincie et dans le cas d'ectasie prononcée, on y arrive facilement. Mais, quand la couche cellulaire sous-cutanée est épaisse et qu'il n'y a pas de distension très marquée, le sac est situé à une grande profondeur et il devient indispensable, pour l'atteindre, de faire à nouveau usage du bistouri.

Quand on l'a enfin mis à nu, on introduit dans la plaie une pince à griffes, dont on maintient les branches accolées, et l'on va à la recherche de la sonde qu'on arrive à sentir facilement à travers la mince membrane qui la recouvre. Le contact une fois pris, on écarte légèrement les branches de l'instrument et on serre fortement la sonde entre ses mors. En procédant de cette façon, on est sûr de saisir toujours et solidement la paroi antérieure du sac, et d'autre part, il devient plus facile de la réséquer.

RÉSECTION

La résection s'exécute de la façon suivante :

La paroi étant bien tendue, on la transperce de part en part, en faisant glisser avec précaution le bistouri au-dessous de la sonde ; et procédant de haut en bas, on râcle avec le tranchant de l'instrument les bords de la gouttière lacrymale. La membrane n'est plus, dès lors, adhérente que par sa partie inférieure qu'on achève de détacher d'un coup de ciseaux.

Le temps le plus délicat de l'opération est terminé. On retire la sonde et on fait un grand lavage du canal nasal et de ce qui reste du sac avec une solution de cyanure de mercure à 1/1.500. Par acquit de conscience, on peut curetter le sac ; mais il est extrêmement rare que l'instrument ramène des fongosités ou quelque chose qui y ressemble.

Aucune mèche n'est laissée à demeure dans la plaie ; car les mèches entraînent toujours la suppuration du tissu cellulaire prélacrymal et ne modifient en rien le sac. La plaie est simplement recouverte, et cela seulement les deux ou trois premiers jours, avec une rondelle de gaze stérilisée, qu'on fixe au moyen d'un petit bandeau.

Tous les jours, dans les premiers temps, puis seulement tous les deux jours, nouvelles irrigations antiseptiques avec la solution de cyanure jusqu'à guérison. Avant le lavage, on cathétérise le canal en y introduisant la sonde nº 6 de Bowmann. Le liquide de l'irrigation passe alors très facilement dans le nez.

La durée du traitement est en moyenne de quinze jours.

L'incision laisse une cicatrice linéaire à peine visible.

Nous citons, à l'appui de cette méthode de traitement, quatorze observations de guérison, que nous avons recueillies dans le service de M. le Dr Kalt, à la Clinique des Quinze-Vingts. Nous nous sommes limité à ce chiffre ; mais il nous eût été facile d'en produire un plus grand nombre.

Nous ne donnons pas cependant notre procédé pour infaillible ; nous l'avons vu échouer quelquefois. Mais, c'est certainement lui qui a fourni le plus de succès à M. le Dr Kalt, qui avait essayé, avant de l'adopter, d'autres modes de traitement. Nous le tenons, par conséquent, pour supérieur à ces méthodes.

OBSERVATIONS

Observation I

Homme, 26 ans.

Bon état général. Est atteint de larmoiement de l'œil gauche depuis six ans.

Il y a cinq ans, a été traité pour cette affection au moyen du cathétérisme.

Durée du traitement : un mois.

Amélioration notable, mais qui n'a pas persisté.

Il y a un an, nouveau traitement par le sondage, après incision du canalicule lacrymal inférieur.

Aucun résultat.

Le 20 mars 1894, le malade se présente à la consultation de la clinique des Quinze-Vingts. On diagnostique une dacryocystite gauche, sans tumeur lacrymale. Mais le sac est dilaté, attendu que la pression fait sourdre du muco-pus par les points lacrymaux.

Blépharite ciliaire légère.

Le lendemain, le malade est opéré.

Excision de la paroi antérieure du sac lacrymal. Hémorrhagie peu abondante. Les jours suivants, cathétérisme suivi d'injections avec une solution de cyanure de mercure à 1/3.000. Vers le 12e jour, la cicatrisation est complète. Le malade que nous avons revu plusieurs fois depuis cette époque ne larmoie plus.

OBSERVATION II

Femme, 49 ans.

Dacryocystite gauche datant de juillet 1893. Vers le 5 janvier dernier, poussée aiguë terminée par suppuration et ouverture spontanée de l'abcès.

Persistance du catarrhe ; pas de fistule. La malade est traitée depuis le 3 février jusqu'au 15 mars par le cathétérisme et les injections. Aucun résultat appréciable.

Elle est opérée le 21. Excision de la paroi antérieure du sac. — Légère hémorrhagie. — Pas de fongosités. Cathétérisme et lavages antiseptiques d'abord tous les jours, puis tous les deux jours. Cicatrisation de la plaie complète le quatorzième jour. La malade a été revue depuis ; la guérison s'est maintenue.

OBSERVATION III

Femme, 28 ans.

Dacryocystite double depuis 2 ans.

Le catarrhe était plus accentué à gauche qu'à droite.

Il y a vingt mois, incision du sac lacrymal gauche suivie d'irrigations avec une solution de sublimé à 1/5.000. Amélioration. Sécrétions moins abondantes, mais persistance du larmoiement.

En juin 1893, légère poussée aiguë, terminée par résolution (0,9).

La malade se présente à la consultation des Quinze-Vingts le samedi 10 mars dernier.

Elle est opérée le 12. — Excision de la paroi antérieure du sac lacrymal gauche.

La même opération est pratiquée à droite le lundi 19 mars. Succès complet des deux côtés. Le larmoiement a cessé.

Observation IV

Femme, 36 ans.

Se présente à la consultation des Quinze-Vingts, le 10 novembre 1892. Elle est atteinte d'une blépharo-conjonctivite gauche datant de deux ans avec catarrhe du sac.

Le 14 novembre 1892, incision et grattage du sac. Cathétérisme pendant quinze à seize mois. Amélioration peu sensible.

Le 28 mars 1894, ablation de la paroi antérieure du sac lacrymal.

La malade que nous avons revue au commencement de ce mois, est guérie tout à fait de son larmoiement.

Observation V

Jeune fille, 17 ans.

Bonne santé habituelle.

Est atteinte de dacryocystite droite depuis plusieurs années.

Le sac lacrymal distendu fait une légère saillie.

Est opérée le 5 avril 1894. Après excision de la paroi, curettage. L'instrument ne ramène pas de fongosités.

Au bout de huit jours, la plaie était refermée.

L'œil ne larmoie plus.

Observation VI

Homme, 35 ans.

Larmoie depuis dix ans de l'œil droit. Il y a six mois est apparue une petite tumeur dans la région lacrymale. Celle-ci s'affaissait à la pression en vidant son contenu par les fosses nasales.

Ce malade se présente aux Quinze-Vingts le 4 avril dernier. On diagnostique une mucocèle. Il y avait une vingtaine de jours que la tumeur ne se vidait plus. La peau au niveau du sac était légèrement rouge.

Opération le 5. Cicatrisation de la plaie au bout de 15 jours.

Nous avons perdu le malade de vue.

OBSERVATION VII

Petite fille, 8 ans.

Rougeole l'année dernière. A la suite : double dacryocystite.

En septembre, dacryocystite aiguë du côté gauche terminée par suppuration et ouverture spontanée de l'abcès. — Pas de fistule ; mais persistance du catarrhe.

Aux Quinze-Vingts, où l'enfant est conduite le 10 mars, on constate, outre la double dacryocystite, une rhinite hypertrophique.

On prescrit des douches nasales avec le siphon de Weber, et le 5 avril, l'enfant est opérée.

La paroi antérieure du sac lacrymal gauche est excisée. Huit jours après, une opération à droite. — Guérison.

OBSERVATION VIII

Jeune fille, 18 ans.

Bien constituée ; toujours bien portante. Larmoie depuis 2 ans de l'œil gauche. — N'a jamais suivi de traitement.

Reflux de mucosités à la pression ; le sac est fortement dilaté.

L'excision partielle de la paroi du sac est pratiquée le 5 avril 1894. Succès complet.

Cette jeune fille, que nous avons eu plusieurs fois occasion de voir depuis son opération, ne larmoie plus.

OBSERVATION IX

Le 9 avril dernier, un homme de 40 ans, se présente à la Clinique des Quinze-Vingts, porteur d'une dacryocystite gauche, dont le début remonte à deux mois environ. Très peu de mucosités à la pression.

Sondages et injections pendant 20 jours. — Pas de résultat appréciable.

Le 30, excision de la paroi antérieure du sac. Hémorrhagie assez abondante. La guérison s'est maintenue.

OBSERVATION X

Homme, 25 ans.

Robuste, pas de maladies antérieures. Est atteint de dacryocystite gauche depuis plusieurs années.

Il y a deux ans, incision du sac, suivie de grattage. Guérison temporaire. Au moment où nous le voyons (24 avril 1894), le larmoiement est abondant et le sac fortement dilaté.

Le 30, il est opéré. Légère hémorrhagie pendant l'opération. — Pas de fongosités dans le sac. — Ce malade, que nous avons revu ces jours derniers, va très bien.

Observation XI

Enfant, 12 ans.

Lymphatique. Est atteint de blépharite ciliaire double avec dacryocystite droite. Le sac lacrymal fait légèrement saillie.

Il est opéré le 7 mai dernier.

Pas de fongosités ni de lésions osseuses. Cicatrisation rapide de la plaie; l'enfant va bien.

Observation XII

Le 5 avril 1894, se présente à la consultation de la clinique des Quinze-Vingts, le nommé Moulin âgé de 39 ans. Ce malade est porteur d'une dacryocystite gauche compliquée d'un ulcère de la cornée. On l'opère immédiatement : Excision de la paroi antérieure du sac, et suivie d'une large irrigation des voies lacrymales. Contre l'ulcère cornéen, on fait l'opération de Sœmisch.

Deux jours après, poussée d'irido-cyclite. Pas de pus dans la chambre antérieure. L'iris fait saillie au niveau de l'incision.

Ce malade a guéri rapidement de sa dacryocystite. Mais l'iridocyclite s'est terminée par l'atrophie de l'œil. Le 28 mai on a fait au malade l'opération de Critchett.

Observation XIII

Le 7 mai dernier, madame N... se fait opérer aux Quinze-Vingts, d'une mucocèle droite datant de 16 jours.

Cette femme larmoyait depuis 25 mois environ.

Hémorrhagie assez abondante pendant l'opération. Pas de fongosités dans le sac.

Cicatrisation de la plaie au bout d'une quinzaine de jours.

Guérison.

OBSERVATION XIV

Homme, 37 ans.

Atteint de larmoiement de l'œil droit depuis 5 mois.

La pression fait sourdre une petite quantité de mucosités par les points lacrymaux.

Pas de tumeur dans la région du sac.

Blépharite ciliaire.

Opéré le 21 mai. Excision de la paroi antérieure du sac. Pas de fongosités.

Le malade va tout à fait bien.

OBSERVATION XV

Femme, 20 ans.

Lymphatique. Cicatrices d'adénites cervicales suppurées.

Conjonctivite granuleuse depuis un an.

Actuellement panus granuleux, dacryocystite droite.

Le 30 avril 1894. Résection de la paroi du sac. On constate un rétrécissement très serré du canal nasal et la nécrose de l'unguis.

Cautérisation au thermo-cautère.

La malade que nous avons vue le 28 mai n'était pas guérie. La plaie suppurait assez abondamment.

Observation XVI

Madame..... 20 ans.

Tuberculeuse.

Dacryocystite gauche depuis trois ans.

Le 7 mai 1894. Excision de la paroi antérieure du sac. On y trouve des fongosités abondantes. L'unguis est perforé. Cautérisation au thermo-cautère.

Cette malade n'est pas encore guérie à l'heure actuelle.

Dans ces deux derniers cas, la méthode comme on le voit, a complètement échoué. Il ne pouvait en être autrement, puisqu'il s'agissait de dacryocystites compliquées de lésions osseuses.

CONCLUSIONS

I. — On doit distinguer deux périodes dans la dacryo-cystite chronique :

1° Période de catarrhe simple.

2° Période de catarrhe compliqué d'ectasie du sac.

II. — Dans la première période, l'élément *gonflement inflammatoire de la muqueuse domine.*

III. — Dans la deuxième, c'est *l'ectasie* qui est le fait capital. Celle-ci est la conséquence de la pression, que les larmes et les produits morbides sécrétés et retenus dans le sac exercent sur ses parois.

Produite par la stagnation, l'ectasie, une fois cons-tituée, a pour effet d'augmenter cette stagnation.

IV. — Le sac doit être considéré comme dilaté, alors même qu'il *n'existe pas de tumeur dans la région la-crymale,* toutes les fois qu'à la suite de la pression du doigt on fait refluer des mucosités par les points lacry-maux.

V. — Hors le cas de lésions osseuses (et c'est l'excep-tion), il est *extrêmement rare* de trouver des fongosités dans le sac.

VI.—Le traitement doit s'inspirer des données fournies par l'anatomie pathologique.

Dans le cas de catarrhe simple, on traitera l'inflammation de la muqueuse au moyen d'injections modificatrices, antiseptiques ou astringentes. Le gonflement de la muqueuse faisant obstacle au passage des liquides injectés, on fera précéder chaque irrigation du cathétérisme des voies lacrymales.

Dans le cas de catarrhe compliqué de dilatation du sac, l'indication est de s'adresser tout d'abord à la complication, c'est-à-dire à l'ectasie, effet et cause de la stagnation des produits morbides. — On excisera la paroi antérieure du sac. De cette façon, on ramènera la dacryocystite *compliquée* d'ectasie au type dacryocystite simple, qu'on traitera comme précédemment.

PARIS. — IMPRIMERIE TROUBLÉ, 7 BIS, BOULEVARD DE VAUGIRARD.